Karthikeyan Jayabalan
Jaya Raja Kumar Kalaimani
Varatharajan Rajavel

Técnica de energia muscular na osteoartrite

Karthikeyan Jayabalan
Jaya Raja Kumar Kalaimani
Varatharajan Rajavel

Técnica de energia muscular na osteoartrite

ScienciaScripts

Imprint
Any brand names and product names mentioned in this book are subject to trademark, brand or patent protection and are trademarks or registered trademarks of their respective holders. The use of brand names, product names, common names, trade names, product descriptions etc. even without a particular marking in this work is in no way to be construed to mean that such names may be regarded as unrestricted in respect of trademark and brand protection legislation and could thus be used by anyone.

Cover image: www.ingimage.com

This book is a translation from the original published under ISBN 978-3-659-86678-4.

Publisher:
Sciencia Scripts
is a trademark of
Dodo Books Indian Ocean Ltd. and OmniScriptum S.R.L publishing group

120 High Road, East Finchley, London, N2 9ED, United Kingdom
Str. Armeneasca 28/1, office 1, Chisinau MD-2012, Republic of Moldova, Europe
Printed at: see last page
ISBN: 978-620-7-78715-9

ÍNDICE DE CONTEÚDOS:

1.0 INTRODUÇÃO

A osteoartrite (OA), também designada por osteoartrose ou doença articular degenerativa, é a forma mais comum de doença crónica das articulações sinoviais.[1] O Subcomité para a Osteoartrite do Comité de Critérios Diagnósticos e Terapêuticos do Colégio Americano de Reumatologia definiu a osteoartrite (OA) como "Um grupo heterogéneo de condições que conduzem a sintomas e sinais articulares associados a uma integridade deficiente da cartilagem articular, para além de alterações relacionadas com o osso subjacente nas margens da articulação".[2]

A OA representa uma causa importante de morbilidade e incapacidade.[3] A obesidade, um fator de risco para a osteoartrite, pode também levar a uma redução da esperança de vida,[2] e tem um peso económico significativo para os doentes e para os recursos de cuidados de saúde.[3]

A OA é mais comum após os 40 anos nas mulheres do que nos homens, mas a prevalência aumenta drasticamente com a idade. 45% das mulheres com mais de 65 anos apresentam sintomas, enquanto 70% das mulheres com mais de 65 anos apresentam sinais radiológicos. Em 1990, estimava-se que a osteoartrite era a 10th principal causa de encargos não fatais no mundo, aproximadamente a mesma percentagem que a esquizofrenia e as anomalias congénitas. Na versão 2, Global Burden of Disease in the year 2000 sugeriu-se que a OA é a quarta principal causa de anos de vida com incapacidade (YLD) a nível mundial.[2]

Os estudos, realizados na Índia, Bangladesh e Paquistão, obtiveram dados de várias comunidades, com o objetivo de detetar diferenças entre as zonas rurais e urbanas. A Índia revelou uma prevalência significativamente mais elevada de dor no joelho na comunidade rural, 13,7%, em comparação com a comunidade urbana, 6,0%.[4]

A OA afecta principalmente a cartilagem articular das articulações sinoviais, com eventual remodelação óssea e crescimento excessivo nas margens das articulações. Verifica-se uma progressão do derrame articular, da sinóvia e da cápsula ickening.[5]

A OA é marcada principalmente por duas características patológicas localizadas: a destruição progressiva da cartilagem articular e a formação de osso na margem da articulação.[6] A etiologia exacta é ainda desconhecida, mas múltiplos factores como a idade, o sexo, a obesidade, a genética, a densidade óssea, o tabagismo, os factores locais e a localização da articulação têm um efeito importante na osteoartrite.[7]

Histologicamente, a OA caracteriza-se por uma fragmentação precoce da superfície da cartilagem, clonagem de condrócitos, fendas verticais na cartilagem, deposição variável de cristais, remodelação e eventual violação da tidemarca por vasos sanguíneos.[2]

Nos doentes com OA do joelho, a dor é o sintoma mais precoce e a fraqueza do músculo quadricípite é mais frequente do que nas pessoas saudáveis.[8] Para além disso, pode haver crepitação ao movimentar a articulação, uma articulação de aspeto irregular e alargado devido à formação de osteófitos periféricos e rigidez, inicialmente devido à dor e a espasmos musculares e, mais tarde, devido a contratura.[9]

Os esquemas de classificação mais utilizados para a OA baseiam-se no aspeto radiológico da articulação. Esta classificação é conhecida como classificação de Kellegren e Lawere da osteoartrite. (ANEXO 10.4) As radiografias pouco contribuem para a exatidão do diagnóstico clínico. No entanto, na osteoartrite do joelho, a força muscular e a dor são mais explicativas da perda funcional do que os achados radiográficos.[2, 7]

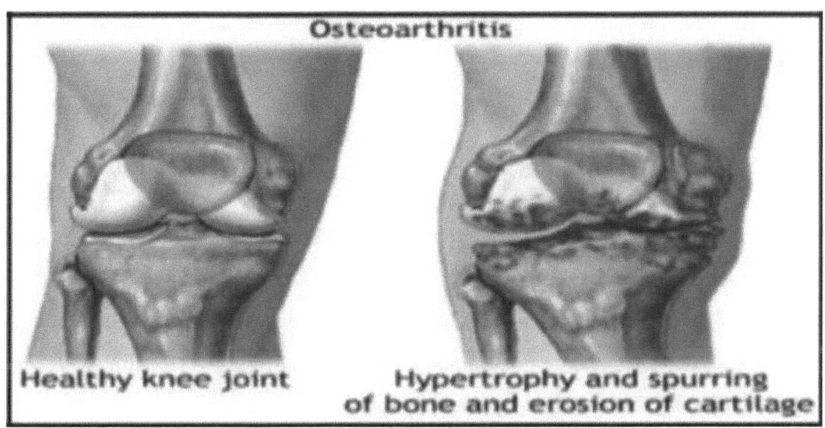

Figura 1.1: Articulação do joelho normal e osteoartrítica

A força muscular é definida como a capacidade de um músculo ou de um grupo de músculos para desenvolver tensão e uma força resultante durante um esforço máximo, quer dinâmica quer estaticamente, em relação às exigências que lhe são colocadas.[4] Em doentes com osteoartrite, a fraqueza do músculo quadricípite pode contribuir para os défices funcionais substanciais que ocorrem com a progressão da doença. Alguns investigadores afirmam que a fraqueza do quadríceps pode resultar da dor da osteoartrite, mas outros sugerem que a fraqueza do quadríceps precede o aparecimento da osteoartrite do joelho e é considerada um fator de risco para o desenvolvimento da osteoartrite do joelho, especialmente nas mulheres.[9] Os indivíduos com OA da articulação do joelho apresentam habitualmente uma fraqueza acentuada dos músculos do quadricípite, com défices de força de 20 a 45% em comparação com controlos da mesma idade e do mesmo sexo.[10] O declínio gradual da força do quadríceps está associado a uma diminuição da capacidade do sistema nervoso central de ativar totalmente o músculo de forma voluntária (falha de ativação central). Esta falha na ativação central ocorre como consequência da dor articular, derrame, lesão articular e diminuição da motivação e do medo de novas lesões ou dores articulares, que são comuns em indivíduos com OA sintomática do joelho.[11]

Além disso, os quadríceps têm uma importante função protetora na articulação do joelho, trabalhando excentricamente durante a fase inicial da marcha para amortecer a articulação do joelho e actuando para desacelerar o membro antes do golpe do calcanhar, reduzindo assim a carga impulsiva. A fraqueza do quadríceps tem sido associada a um aumento da taxa de carga na articulação do joelho e estudos recentes demonstraram que uma maior linha de base da força do quadríceps pode proteger contra incidentes de dor no joelho, perda de cartilagem patelofemoral e estreitamento do espaço articular tibiofemoral.[10]

Não existe cura para a doença e, normalmente, cerca de um terço das pessoas com osteoartrite do joelho sofrem uma deterioração estrutural, sendo que muitas delas acabam por necessitar de cirurgia de substituição da articulação do joelho. A osteoartrite do joelho afecta geralmente o compartimento medial da articulação tibiofemoral, provavelmente devido ao aumento da carga sobre este compartimento durante a marcha normal.[14]

O fisioterapeuta desempenha um papel importante no processo de cuidados de saúde dos doentes com osteoartrite da anca e do joelho.[8] O fortalecimento do quadríceps tem sido tradicionalmente um componente importante dos programas de exercício para a osteoartrite do joelho.[15] e, com isso, os doentes devem ser encorajados a fazer exercício aeróbico regular, fortalecimento muscular e exercícios de amplitude de movimentos.[16]

Vários estudos investigaram os efeitos do exercício no joelho com OA. Estes programas envolveram uma série de exercícios, incluindo reforço, alongamentos e actividades gerais como a mobilidade e a coordenação. Na sequência destes programas, os doentes melhoraram no que respeita à dor, aumentaram a distância percorrida a pé e reduziram a utilização de medicamentos.[17,18] No entanto, um componente-chave dos programas de exercício, nomeadamente os alongamentos, tem recebido pouca atenção na literatura.

Apesar dos benefícios do exercício e das várias modalidades, as limitações acima referidas tornaram necessária a procura de técnicas avançadas como a técnica de energia muscular. A técnica de energia muscular (MET) é uma técnica manual desenvolvida por osteopatas que é atualmente utilizada em muitas profissões de terapia manual diferentes, como em fisioterapia, massagem terapêutica e centros de treino atlético.[19] Dr. Fred Mitchell e Dr. Phillip Greenman: acreditam que qualquer articulação que possa ser movida por uma ação muscular voluntária pode ser influenciada por técnicas de energia muscular (MET).[20]

O MET é alegadamente eficaz para vários fins, incluindo o alongamento de um músculo encurtado ou em contratura, o reforço dos músculos, como bomba linfática ou venosa para ajudar a drenar o fluido ou o sangue e o aumento da amplitude de movimento (ADM) de uma articulação restringida.[19]

A técnica de energia muscular (MET) é um método de manipulação que consiste em contracções isométricas e/ou isotónicas, dirigidas e controladas com precisão pelo paciente, concebidas para melhorar as funções músculo-esqueléticas e reduzir a dor.[21] Procedimento que envolve a contração voluntária de um músculo específico numa direção controlada com precisão e com um nível de intensidade variável.[20]

O MET pode produzir um aumento do comprimento muscular através de uma combinação de fluência e alterações plásticas no tecido conjuntivo, um aumento da flexibilidade após a técnica de energia muscular devido a alterações biomecânicas ou neurofisiológicas ou devido a um aumento da tolerância ao alongamento.[12] A médica osteopata Sandra Yale afirmou que a MET pode ser usada em pacientes mais velhos que podem ter movimentos severamente restritos devido à artrite ou que têm ossos osteoporóticos frágeis.[20]

Assim, o objetivo do estudo é descobrir a eficácia da técnica de energia muscular na força muscular e na flexibilidade de doentes com osteoartrite do joelho.

2.0 NECESSIDADE DO ESTUDO

Os doentes com OA do joelho apresentam alterações fisiológicas importantes, como fraqueza do quadricípite e redução da flexibilidade dos isquiotibiais, o que conduz a limitações funcionais, sendo a dor, o crepitar e o inchaço à volta do joelho frequentes à medida que a idade aumenta.

O fisioterapeuta desempenha um papel importante no processo de cuidados de saúde dos doentes com OA do joelho. O fortalecimento do quadríceps é um componente importante dos programas de exercício e, com isso, os doentes devem ser encorajados a realizar regularmente exercícios aeróbicos, de alongamento e de amplitude de movimentos (ADM).

Vários estudos investigaram os efeitos do exercício no joelho com OA. Nestes programas, foram envolvidos o reforço, os alongamentos e actividades gerais, como exercícios de mobilidade e de coordenação. Após estes programas, os doentes melhoraram no que diz respeito à dor, aumentaram a distância percorrida a pé e reduziram a utilização de medicamentos. No entanto, os principais componentes dos programas de exercício, nomeadamente os alongamentos, têm recebido menos atenção nessas literaturas.

Um número limitado de investigadores estudou as técnicas de alongamento estático e de auto-alongamento para aumentar a flexibilidade dos isquiotibiais em doentes com OA do joelho, mas uma técnica como o MET deve ser estudada para aumentar a força do quadríceps e a flexibilidade dos isquiotibiais em doentes com OA do joelho.

No entanto, alguns investigadores experimentaram a técnica da energia muscular para aumentar a flexibilidade do músculo isquiotibial em indivíduos normais, bem como em atletas, e obtiveram resultados significativos a favor da MET, que melhora a flexibilidade.

Assim, a necessidade de estudo visa melhorar a força do quadríceps e a flexibilidade dos isquiotibiais em doentes com OA do joelho. Assim, foi efectuado um estudo pormenorizado para descobrir a eficácia da Técnica de Energia Muscular (MET) na força do quadríceps e na flexibilidade dos isquiotibiais em doentes com OA do joelho.

3.0 FINALIDADES E OBJECTIVOS

Objetivo: Estudar a eficácia da técnica de energia muscular na força muscular e flexibilidade em doentes com osteoartrite do joelho.

OBJECTIVOS:

1. Determinar a eficácia da Técnica de Energia Muscular (MET) na força do quadricípete em doentes com osteoartrite do joelho.

2. Determinar a eficácia da Técnica de Energia Muscular (MET) na flexibilidade dos isquiotibiais em doentes com osteoartrite do joelho.

3. Determinar a eficácia do tratamento convencional na força do quadríceps em pacientes com osteoartrite do joelho.

4. Determinar a eficácia do tratamento convencional na flexibilidade dos músculos isquiotibiais em pacientes com osteoartrite do joelho.

5. Comparar a eficácia do MET com o tratamento convencional na força do quadricípete e na flexibilidade dos músculos isquiotibiais em doentes com osteoartrite do joelho.

CAPÍTULO 4

4.0 HIPÓTESE

Hipótese experimental:

Existe um efeito significativo do MET na força do quadricípete e na flexibilidade dos isquiotibiais em doentes com osteoartrite do joelho.

Hipótese nula:

Não existe um efeito significativo do MET na força do quadricípete e na flexibilidade dos isquiotibiais em doentes com osteoartrite do joelho.

5.0 REVISÃO DA LITERATURA

Dong - il Seo, et al., (2012) observaram a influência da localização do grupo muscular e do género na fiabilidade da avaliação do teste de uma repetição máxima (1RM) em 30 homens (n = 15) e mulheres (n = 15) saudáveis com idades compreendidas entre os 18 e os 35 anos. A 1RM para a rosca bíceps, o lat pull down, o supino, a rosca de perna, a flexão da anca e o agachamento foram medidos na primeira visita e, 48 horas mais tarde, durante a segunda visita, foi medida a 1RM da extensão do tríceps, do ombro, da remada baixa, da extensão da perna, da extensão da anca e do leg press. Uma semana após a segunda visita, a terceira e a quarta visitas também foram separadas por 48 horas. As quatro visitas ao laboratório foram efectuadas à mesma hora do dia. Foi encontrado um elevado coeficiente de correlação infraclasse (ICC > 0,91) para todos os exercícios, independentemente do género e do tamanho ou localização do grupo muscular. Concluiu-se que um protocolo de teste padronizado de 1RM com um curto período de aquecimento e familiarização é uma medida fiável para avaliar as alterações da força muscular, independentemente da localização do grupo muscular ou do género.[21]

Michael J. Berger et al., (2011) observaram as propriedades da unidade motora (UM) do Vastus Medialis em 8 pacientes com OA do joelho, durante contracções isométricas submáximas, e depois compararam-nas com 8 controlos saudáveis, do mesmo sexo e idade. O binário máximo de extensão do joelho foi ~22% inferior no grupo com OA. Durante as contracções submáximas, os parâmetros relacionados com o tamanho dos MUPs da agulha (por exemplo, duração do pico negativo e relação amplitude/área) foram maiores no grupo OA (p < 0,05); as taxas de disparo dos MUPs foram significativamente mais baixas no grupo OA (p < 0,05), pelo que se concluiu que as alterações nas estratégias de recrutamento e codificação de taxas dos MUPs na OA podem refletir um processo de reinervação crónica ou uma estratégia compensatória na presença de dor crónica no joelho associada à OA.[22]

Cheraladhan E. Sambandham et al., (2011) compararam o efeito imediato da técnica de energia muscular e do treino excêntrico na tensão dos isquiotibiais de 60 voluntárias saudáveis do sexo feminino, com idades compreendidas entre os 18 e os 22 anos, com tensão bilateral dos isquiotibiais, sem quaisquer lesões músculo-esqueléticas anteriores, que foram divididas aleatoriamente em dois grupos: o grupo da técnica de energia muscular e o grupo do treino excêntrico, cada um com 30 elementos. A medida do resultado foi a amplitude de movimento ativa de extensão do joelho, medida em posição supina, com a anca fletida a 90 graus, utilizando um goniómetro universal. Concluiu-se que não há diferença entre o efeito imediato da técnica de energia muscular e do treino excêntrico no alongamento dos músculos isquiotibiais tensos de mulheres saudáveis.[23]

Mohd.Wassem et al.,(2010) compararam a influência da Técnica de Energia Muscular (MET) e do Treino Excêntrico (ECC) no ângulo poplíteo, ou seja, na flexibilidade dos isquiotibiais em universitários indianos do sexo masculino. 20 estudantes universitários do sexo masculino com tensão nos isquiotibiais foram divididos aleatoriamente em dois grupos iguais. Os sujeitos do Grupo A foram tratados com MET, enquanto os sujeitos do Grupo B foram tratados com Treino Excêntrico com Theraband preto de 3 pés. O tratamento foi efectuado durante 5 dias consecutivos com a medição de acompanhamento no 8º dia. O resultado foi medido em termos do ângulo poplíteo. A análise estatística indicou uma flexibilidade mais significativa dos isquiotibiais no MET ($p<0,001$) do que no ECC ($p<0,02$), mas o nível de melhoria diminuiu na medição de seguimento. Concluiu-se assim que, tanto a técnica de energia muscular como o treino excêntrico melhoram o ângulo poplíteo.[24]

Mohd.Wassem et al., (2009) investigaram a eficácia da Técnica de Energia Muscular (MET) na flexibilidade dos isquiotibiais em universitários indianos do sexo masculino. 20 indivíduos saudáveis do sexo masculino com tensão nos isquiotibiais foram distribuídos aleatoriamente por dois grupos de estudo. Os sujeitos do grupo A (n=10) foram tratados com a técnica de energia muscular e os do grupo B (n=10) foram mantidos como controlo (sem intervenção). O tratamento foi administrado durante 5 dias consecutivos e foi efectuada uma medição de acompanhamento no 8º dia. O resultado mostrou uma diferença significativa entre os sujeitos tratados com a técnica de energia muscular e os sujeitos do grupo de controlo, em termos de melhoria da amplitude de movimento da extensão ativa do joelho/ângulo poplíteo. Assim, a conclusão indica que o MET está a melhorar significativamente a flexibilidade dos isquiotibiais (amplitude de movimento) em estudantes universitários do sexo masculino. [12]

Duncan A. Reid et al., (2009) observaram os efeitos de um alongamento agudo dos isquiotibiais em pessoas com e sem osteoartrite do joelho. Foram recrutados 55 participantes: 28 indivíduos (homens e mulheres) com osteoartrite da articulação do joelho e 27 indivíduos de idade semelhante sem osteoartrite da articulação do joelho. Utilizando o dinamómetro Kincom, foram aplicados três alongamentos de 60 segundos com 60 segundos de repouso entre alongamentos ao grupo muscular dos isquiotibiais. Foi observado um aumento significativo (P < 0,05) na amplitude de movimento de extensão do joelho, no pico de torque passivo e na rigidez em ambos os grupos. Para a amplitude de movimento de extensão do joelho, a diferença média entre o grupo com osteoartrite e o grupo sem osteoartrite foi de 4,9 graus e 4,4 graus. Para o pico de torque passivo, 4,4 Nm e 1,0 Nm. Para a rigidez nos últimos 10% da amplitude de movimento de extensão do joelho foi de 0,19 Nm/grau e 0,04 Nm/grau. Concluiu-se, assim, que os indivíduos idosos com e sem osteoartrite do joelho são capazes de demonstrar adaptações benéficas imediatas a uma intervenção de alongamento. Este facto é importante, uma vez que os alongamentos são frequentemente utilizados como preparação para programas de exercício.[25]

Lisa C. White et al., (2008) observaram diferenças no comprimento dos isquiotibiais entre pacientes com síndrome da dor patelofemoral e um controlo saudável assintomático. Foram testados dois grupos, um dos quais foi diagnosticado com. Síndrome da dor patelofemoral (idade média de 27 anos, n = 11, 6 homens, 5 mulheres) e um grupo de controlo assintomático (idade média de 25 anos, n = 25, 13 homens, 12 mulheres). O comprimento dos isquiotibiais foi avaliado utilizando o método de extensão passiva do joelho e a amplitude foi medida com um goniómetro universal. A diferença média (intervalo de confiança de 95%) entre os grupos foi de 8,0 (0,8 a 15,1) ° e isso foi estatisticamente significativo (p < 0,05). Concluiu-se que o comprimento dos isquiotibiais é mais curto no grupo de doentes patelofemorais do que nos participantes assintomáticos. [26]

Adegok B.O.A et al., (2007) observaram os rácios de força isotónica do quadríceps e dos isquiotibiais de 20 doentes com osteoartrite do joelho e de 20 indivíduos de controlo aparentemente saudáveis. A força isotónica dos isquiotibiais (ITHS) e a força isotónica do quadríceps (ITQS) foram estimadas utilizando o formato de uma repetição máxima (1-RM) por delorme boot O rácio Q/H foi estimado dividindo a força muscular do quadríceps pela força muscular dos isquiotibiais e concluiu que os indivíduos do grupo de controlo tinham ITQS (p=0,01) e ITHS (p= 0,00) significativamente mais elevados do que os indivíduos com OA do joelho. No entanto, não se registou uma diferença significativa (p=0,07) entre os rácios Q/H dos dois grupos. Por fim, concluiu-se que a OA do joelho afecta igualmente o músculo isquiotibial e o músculo quadricípite.[16]

Anita Emrani et al., (2006) compararam o binário concêntrico dos músculos do joelho (quadríceps e isquiotibiais) e o estado funcional num grupo com OA (n=20) e outro saudável (n=20). Foram medidos o pico de torque concêntrico do quadríceps e dos isquiotibiais, a

ADM da extremidade inferior e a circunferência da coxa. Os resultados revelaram uma diferença estatisticamente significativa entre os dois grupos no que respeita ao pico de binário concêntrico isocinético a diferentes velocidades angulares e ao teste de marcha cronometrado como medida do estado funcional. Concluiu-se, assim, que os doentes com OA do joelho, mesmo em graus baixos e com sinais e sintomas mínimos, apresentavam fraqueza muscular e limitação funcional em comparação com os indivíduos saudáveis.[27]

Kostidis et.al. (2005) estudaram o efeito do MET e do alongamento passivo na extensibilidade dos isquiotibiais em 63 participantes. O resultado mostrou um aumento médio de 3,55 graus no grupo do MET (DP = 5,66), enquanto o alongamento passivo produziu um aumento médio de 2,79 graus (DP = 3,93). Concluiu-se, assim, que não é possível tirar conclusões relativamente à eficácia do tratamento. Recomenda-se que, no futuro, se investigue o método mais eficaz para aumentar a flexibilidade dos isquiotibiais, utilizando métodos de medição que tenham de ser previamente determinados como fiáveis e válidos. [28]

C.M. Norris et al., (2005) observaram a fiabilidade inter-avaliadores de dois testadores utilizando uma extensão ativa do joelho (AKE) auto-monitorizada. 20 indivíduos normais (assintomáticos) (20-24 anos) apresentaram-se como voluntários após consentimento informado. O sujeito deitou-se em decúbito dorsal num banco e flectiu o joelho direito e a anca até 90^0. O sujeito endireitou a perna direita ao máximo a partir do joelho, mantendo o pé relaxado, e manteve esta posição durante 5 segundos. Cada participante efectuou duas repetições deste movimento com um descanso de 3 segundos entre cada sessão. No final da segunda repetição, foi medida a amplitude do joelho com um goniómetro padrão. O examinador 1 e o examinador 2 examinaram todos os indivíduos. Os testes de fiabilidade inter-avaliadores revelaram um coeficiente de correlação intra-classe (ICC) de 0,761 (intervalo de confiança de 95%). Concluiu-se assim que o teste AKE, quando utilizado em conjunto com a goniometria, a marcação precisa da superfície e a monitorização manual da perna de teste, é uma medida fiável do comprimento do músculo isquiotibial.[29]

Tabor Hortobagyi et al., (2004) observaram o equilíbrio alterado do músculo isquiotibiais-quadríceps em pacientes com OA do joelho (n = 26), adultos jovens saudáveis (n = 20) e adultos jovens saudáveis (n = 20) que realizaram três actividades da vida diária, atividade EMG medida durante a contração e velocidade máxima voluntária específica da contração do bíceps femoral. Os indivíduos com OA do joelho apresentavam uma coatividade significativamente mais elevada do que os adultos saudáveis e os adultos jovens com a mesma idade. O rácio do bíceps femoral em relação ao rácio do vasto medial é 25% superior. A atividade EMG do músculo vasto lateral em relação à atividade EMG máxima do músculo vasto lateral foi de 92% em indivíduos com OA, 57% em controlos com a mesma idade e 47% em adultos jovens (p<0,0001), pelo que se concluiu que os doentes com OA do joelho revelaram um aumento da ativação dos isquiotibiais e do quadricípite durante a execução da atividade da vida diária. [30]

Michel D. Lewek et al., (2004) observaram a extensão dos défices de força muscular do quadricípete e a falha de ativação em pacientes de meia-idade com OA medial sintomática do joelho. Foram efectuadas medições da força isométrica do quadricípete e da ativação voluntária em 12 indivíduos com osteoartrite do joelho e em 12 indivíduos de idade semelhante sem lesões. A ativação voluntária foi testada através da sobreposição de uma sequência de estimulação eléctrica a uma contração voluntária de esforço máximo do músculo quadricípite.

O grupo de indivíduos com osteoartrite do joelho tinha uma força do quadricípete significativamente menor em relação ao índice de massa corporal (IMC) do que o grupo de indivíduos de controlo (p = 0,010). No entanto, 50% do grupo OA e apenas 25% do grupo de controlo não conseguiram ativar totalmente o quadricípite. Concluiu-se assim que os indivíduos com osteoartrite do joelho têm uma fraqueza muscular do quadricípite.[11]

Rakos Diane et al., (2003) observaram a fiabilidade inter-avaliadores do teste de extensão ativa do joelho (AKET) para o comprimento dos isquiotibiais. Foram avaliadas 101 crianças em idade escolar (53 raparigas e 48 rapazes), com idades compreendidas entre os 10 e os 13 anos, sem problemas neuromusculares conhecidos. O AKET foi realizado com os sujeitos deitados em posição supina, com a anca fletida a 90^0 e o ângulo do joelho foi medido com um goniómetro. Este procedimento foi repetido entre três avaliadores diferentes e concluiu-se que o AKET tem uma boa fiabilidade interavaliadores de 0,79. [31]

Ballantyne F. et al., (2003) investigaram a eficácia da técnica de energia muscular no aumento da extensão passiva do joelho. 40 indivíduos assintomáticos foram distribuídos aleatoriamente por grupos de controlo ou experimentais. A amplitude de movimento do joelho foi registada com fotografia digital e o binário passivo foi registado com um dinamómetro manual. Foi observado um aumento significativo da amplitude de movimento do joelho (p<0,019) após uma única aplicação de MET no grupo experimental. Não foi observada qualquer alteração no grupo de controlo. Quando um binário idêntico foi aplicado aos isquiotibiais antes e depois do MET, não foi encontrada qualquer diferença significativa na amplitude de movimento do joelho no grupo experimental. Concluiu-se assim que a técnica de energia muscular produziu um aumento imediato da extensão passiva do joelho.[18]

Chaggar Rupindar Singh, (2001) observou os efeitos da técnica de energia muscular na resistência do quadrícípete de 20 estudantes (grupo etário entre 18-28 anos). Foi utilizada a máquina cybex norm para avaliar a resistência do músculo quadrícípite das pernas não dominantes dos sujeitos. O procedimento da técnica de energia muscular foi efectuado durante um período de três minutos, utilizando 10% da força máxima do sujeito. A medição da resistência do quadríceps foi efectuada antes e depois da técnica de energia muscular e concluiu-se que a aplicação da técnica de energia muscular de relaxamento pós-isométrico é eficaz para melhorar a resistência do quadríceps na perna não dominante. [32]

Lucie Brosseau et al.,(2000) observaram a fiabilidade intra e intertestes e a validade dos critérios do paralelogramo e do goniómetro universal para medir a flexão e extensão máximas activas do joelho de pacientes com restrições no joelho. 60 indivíduos (34 homens, 26 mulheres; idade média, 52 anos) com várias restrições do joelho. Foram recolhidas 16 medições goniométricas por paciente por 2 fisioterapeutas. Concluiu-se que a fiabilidade intra e inter-avaliadores foi elevada para ambos os goniómetros. Os resultados relativos à validade de critério variaram. O estudo também revelou que é preferível utilizar a goniometria em vez de estimativas visuais para medir a AROM. Recomenda-se que o mesmo terapeuta efectue todas as medições ao avaliar a AROM para as medições goniométricas UG e PG em doentes com restrições do joelho.[33]

Sheila C O'Reily et al., (1998) observaram a importância da força do quadríceps, da mudança estrutural e do estado psicológico em termos de dor no joelho na comunidade. E para determinar a importância relativa da função do quadrícípete, das alterações estruturais e do estado psicológico no que respeita à incapacidade em indivíduos com dores no joelho. Foram avaliados 300 homens e mulheres com dor e 300 controlos sem dor (com idades compreendidas entre os 40 e os 79 anos).

A força isométrica do quadríceps foi medida e a ativação muscular foi avaliada por sobreposição de contracções. A incapacidade (WOMAC) e a ansiedade e depressão foram avaliadas (Hospital Anxiety and Depression Index (HAD)). Foram registadas alterações radiográficas Os indivíduos com dor no joelho apresentaram uma força voluntária do quadricípete inferior à dos indivíduos sem dor (p<0,005). A ativação do quadríceps foi menor.

Quando analisada a força do quadríceps (odds ratio 18,8, IC 4,8, 74,1 para MVC <10 kgF); depressão e alteração radiográfica foram independentemente associadas à dor. E concluíram que a força do quadríceps está fortemente associada à dor e incapacidade no joelho na comunidade. [34]

Charles slemenda et al., (1997) observaram a fraqueza do quadríceps e a osteoartrite do joelho em 462 voluntários com 65 anos de idade ou mais. As radiografias do joelho foram classificadas quanto à presença de osteoartrite. A dor e a função do joelho foram avaliadas com o Western Ontario and McMaster Universities Arthritis Index, a força dos flexores e extensores das pernas foi avaliada com dinamometria isocinética e a massa de tecido magro das extremidades inferiores foi avaliada com absorciometria de raios X de dupla energia. A fraqueza do quadríceps na OA é mais comum. O rácio entre a força dos extensores e o peso corporal era aproximadamente 20% mais baixo nos doentes com osteoartrite radiográfica do que nos doentes sem osteoartrite radiográfica e concluíram que a fraqueza dos quadríceps pode estar presente em doentes com osteoartrite. [35]

Wendy Renault et al., (1988) observaram a fiabilidade inter-avaliadores do goniómetro universal e do goniómetro de base fluida. Dois examinadores mediram a flexão ativa do joelho de 20 indivíduos saudáveis (15 mulheres, 5 homens) utilizando ambos os instrumentos. Os indivíduos tinham uma idade média de 24,8 anos. Utilizando um modelo de correlação, foi estabelecida uma elevada fiabilidade inter-avaliadores para cada instrumento (goniómetro universal, r = 0,87; goniómetro de base fluida, r = 0,83). A validade concorrente do goniómetro de base fluida também foi boa para ambos os testadores (testador A, r = .83; testador B, r = .82). Os resultados sugerem que serão obtidas medições semelhantes entre os terapeutas que utilizam o goniómetro universal e o goniómetro de base fluida; e concluíram que a fiabilidade inter-avaliadores foi ligeiramente mais elevada com o goniómetro universal do que com o goniómetro de base fluida. [36]

Thomas Mohr et al (1985) compararam a eficácia da corrente galvânica de alta voltagem (HVG) e do exercício isométrico para fortalecer os músculos do quadríceps femoris em 17 indivíduos saudáveis. Os sujeitos foram divididos em três grupos. O grupo de controlo (n = 6) não recebeu qualquer exercício ou estimulação. O Grupo Exercício Isométrico (n = 5) realizou 15 sessões de contracções isométricas máximas e o Grupo Estimulação Eléctrica (n = 6) realizou 15 sessões de contracções isométricas estimuladas eletricamente. Verificou-se que o grupo de exercícios isométricos teve um aumento de força significativamente maior (p

< 0,05) do que o grupo de controlo ou de estimulação eléctrica. Concluiu-se assim que os exercícios isométricos são superiores à estimulação HVG para aumentar a força do músculo quadricípite. [37]

6.0 CRITÉRIOS DE SELECÇÃO

Critérios de inclusão:

1. Doentes com OA do joelho com envolvimento unilateral.
2. Doentes com OA do joelho com achados radiológicos de grau I a III.
3. Ambos os géneros serão incluídos.
4. Faixa etária entre 40 e 60 anos.

Critérios de exclusão:

1. Historial de quaisquer doenças cardio-respiratórias ou neurológicas conhecidas.
2. Fracturas ou qualquer outro problema ortopédico no membro tratado.
3. Tumores na zona de tratamento.
4. Cirurgia recente ou qualquer problema inflamatório agudo.
5. Defeitos auditivos ou visuais.
6. Os doentes que não colaboram durante o estudo.

CAPÍTULO 7

7.0 MATERIAIS UTILIZADOS PARA O ESTUDO

1. Goniómetro universal.
2. Estrutura para o teste de extensão ativa do joelho.
3. Bota Delorme.
4. Pesos diferentes.
5. Cinto de estabilização.
6. Marcador de pele.
7. Parar o relógio.
8. Máquina de pesagem.
9. Fita métrica.
10. Caneta e papel.
11. Mesa de exame.

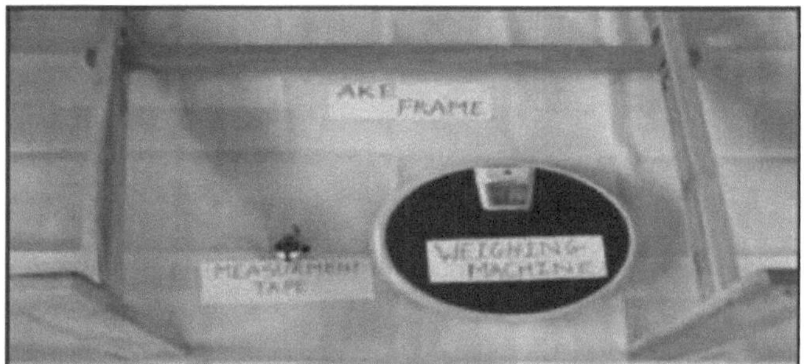

Figura 4.1(a) Materiais utilizados no estudo

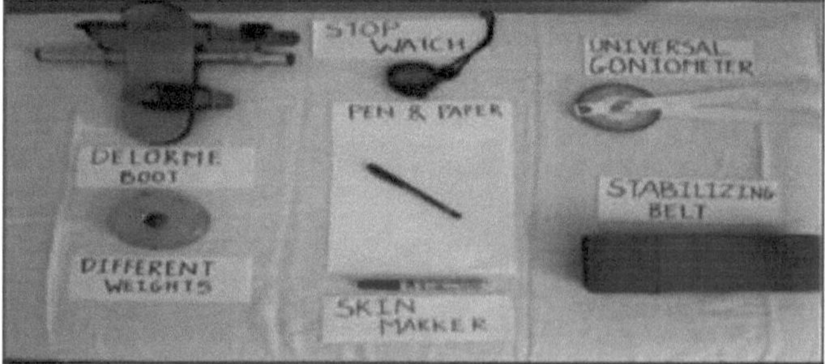

Figura 4.1(a) Materiais utilizados no estudo

CAPÍTULO 8

8.0 METODOLOGIA

O título e o procedimento propostos foram aprovados pelos membros da comissão de ética e foi obtido o consentimento escrito (ANEXO-10.1) dos doentes que cumpriam os critérios de inclusão e exclusão, tendo todos os doentes sido brevemente informados dos objectivos do estudo, dos benefícios dos exercícios para a saúde e do procedimento de medição da ADM de extensão do joelho e da força muscular do quadríceps.

Em seguida, os doentes foram distribuídos aleatoriamente por 2 grupos, de modo a que cada grupo fosse constituído por 60 doentes. Os grupos foram designados por grupo A e grupo B. A ADM de extensão do joelho e a força do quadríceps de cada indivíduo foram registadas antes do início do estudo.

O Grupo A recebeu MET para flexibilidade dos isquiotibiais e força muscular, enquanto o Grupo B foi mantido como grupo de controlo. Os pacientes de ambos os grupos receberam tratamento convencional em comum.

CAPÍTULO 9

9.0 MEDIÇÃO

1. Teste de extensão ativa do joelho:[24]

i.   O indivíduo estava em posição supina, com a anca fletida a 90° e o joelho fletido. Foi utilizada uma barra transversal de madeira para manter a posição correcta da anca e da coxa. O teste foi efectuado na extremidade afetada e, posteriormente, a outra extremidade foi amarrada à mesa para estabilização e controlo dos movimentos acessórios.

ii.   Os pontos de referência utilizados para medir a amplitude de movimento do joelho foram o trocânter maior, o côndilo lateral do fémur e o maléolo lateral, que foram marcados com um marcador cutâneo.

iii.   O fulcro do goniómetro foi centrado sobre o côndilo lateral do fémur com o braço proximal fixado ao longo do fémur utilizando o trocânter maior como referência. O braço distal foi alinhado com a parte inferior da perna, utilizando o maléolo lateral como referência.

iv.   A anca e o joelho da extremidade a ser testada foram colocados em flexão de 90° com o aspeto anterior da coxa em contacto com a estrutura da barra transversal horizontal em todos os momentos para manter a anca em flexão de 90°.

v.   Pediu-se então ao sujeito que estendesse a extremidade inferior direita o mais possível até sentir uma ligeira sensação de estiramento. Foi então utilizado um goniómetro universal para medir o ângulo de extensão do joelho.

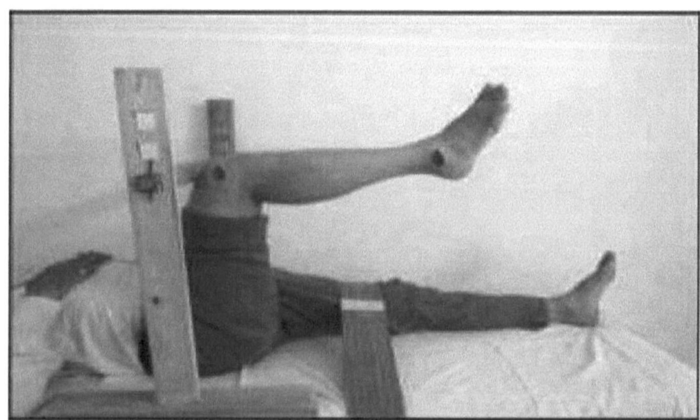

Figura 4.2: Medição da amplitude ativa da extensão do joelho: posição inicial

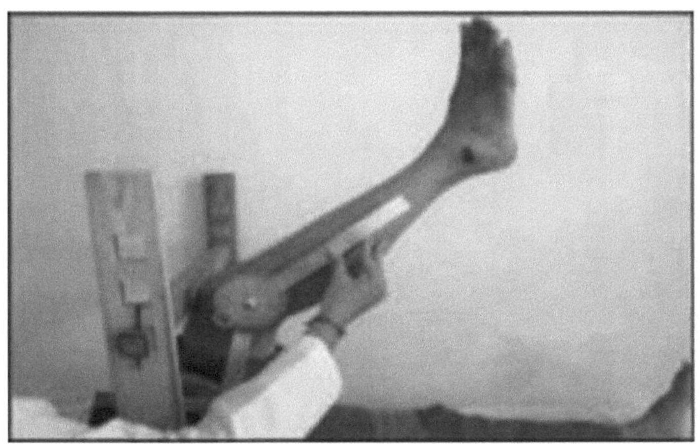

Figura 4.3 Medição da amplitude ativa da extensão do joelho: posição final

2. Teste de força do quadríceps:[16,21]

i. Os doentes estavam numa posição sentada elevada. O terço superior da coxa estava amarrado à plataforma de assento.

ii. Uma bota Delorme foi fixada ao pé afetado da perna a testar e foram colocados pesos metálicos aleatórios na bota.

iii. Foi pedido aos doentes que estendessem o joelho com peso sem qualquer dificuldade. Após cada execução bem sucedida, o peso aumentava até ocorrer uma tentativa falhada. Assim, o peso anterior da tentativa falhada foi registado como 1 RM (Repetição Máxima) desse doente.

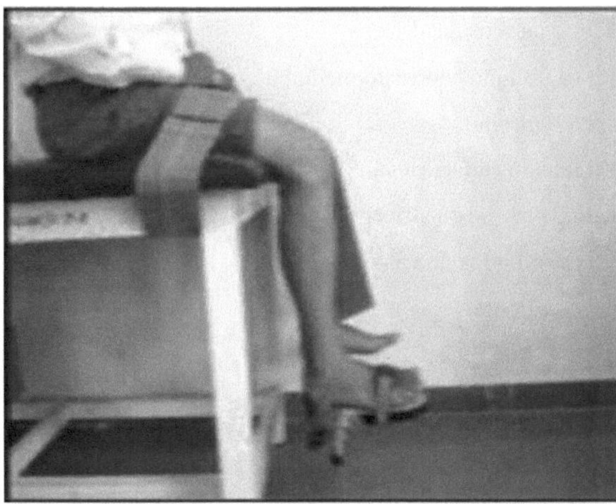

Figura 4.4 Medição da força do quadríceps com bota Delorme: posição inicial

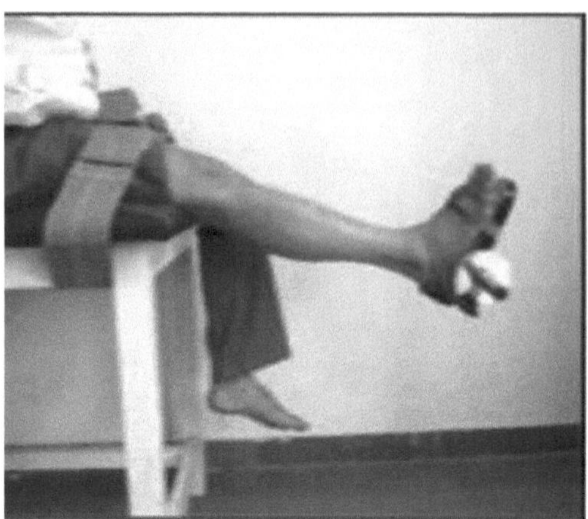

Figura 4.5 Medição da força do quadríceps com bota Delorme: posição final

INTERVENÇÃO DE FORMAÇÃO:

1. Grupo A:

Técnica de Energia Muscular (MET) para flexibilidade dos isquiotibiais e força dos quadríceps.

A contração isométrica foi mantida durante 10 segundos e depois foi mantido um ligeiro alongamento durante 30 segundos. 4 contracções por tratamento com 3 segundos de descanso entre cada contração.

5 dias/semana3 semanas de protocolo

Tratamento convencional

- ✓ Exercício estático para os quadríceps
- ✓ Exercício para os oblíquos do vasto medial
- ✓ Elevação da perna direita

2. Grupo B: Tratamento convencional.

- ✓ Exercício estático para os quadríceps
- ✓ Exercício para os oblíquos do vasto medial
- ✓ Elevação da perna direita

  5 dias/semana

  Protocolo de 3 semanas

Grupo A: Técnica de energia muscular:[20]

i.   Neste estudo, foi utilizada a técnica de contração e relaxamento agonista, que é uma das técnicas MET. Para tal, o doente em posição supina flecte completamente a anca do lado afetado. O joelho fletido foi estendido pelo profissional até ao ponto de resistência (identificando a barreira).

ii. A barriga da perna tratada foi colocada no ombro do profissional, que se encontra de frente para a cabeceira da mesa, do lado da perna tratada. Uma mão do profissional segura a coxa da perna tratada para manter a estabilidade quando a barreira está a ser avaliada. A outra perna foi estabilizada com o cinto de estabilização.

iii. Em seguida, o paciente é solicitado a tentar endireitar a perna (ou seja, estender o joelho) utilizando os antagonistas dos isquiotibiais (quadríceps), empregando 20% da força do quadríceps. O praticante resiste durante 7 a 10 segundos.

iv. Foram dadas instruções respiratórias adequadas. A perna foi então estendida no joelho até ao novo limite dos isquiotibiais, após o que o alongamento passivo deve ser mantido durante 30 segundos, seguido de relaxamento e o procedimento é então repetido.

<u>Grupo B: Tratamento convencional (grupo de controlo):</u>[5, 38]

i. Exercício estático para os quadríceps:

Os doentes estavam numa posição sentada longa e, em seguida, foi-lhes pedido que puxassem a rótula da perna afetada para cima, que a segurassem durante 10 segundos e que depois relaxassem. Foram efectuadas 10 repetições em cada sessão.

ii. Ênfase nos oblíquos Vastus Medialis:

Os doentes estavam numa posição sentada prolongada, com uma toalha debaixo do joelho afetado, e era-lhes pedido que estendessem completamente o joelho, o mantivessem durante 10 segundos e depois relaxassem. Foram efectuadas 10 repetições em cada sessão.

iii. Levantamento de pernas rectas:

Os doentes estavam em posição supina, com a anca e o joelho não afectados mantidos em flexão, e foi-lhes pedido que levantassem a perna para o ar, que a mantivessem durante 10 segundos e depois relaxassem. Foram efectuadas 10 repetições em cada sessão.

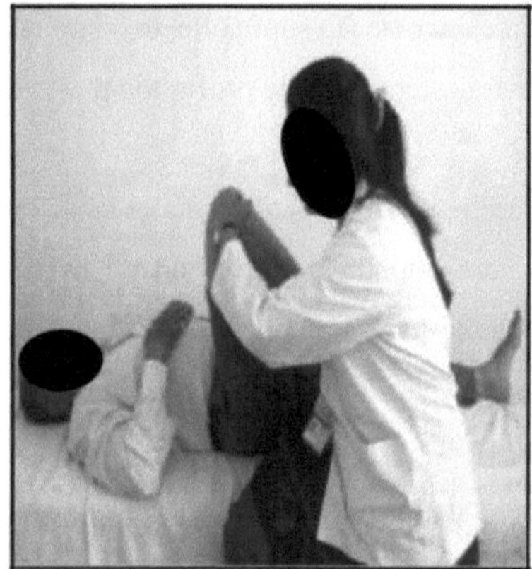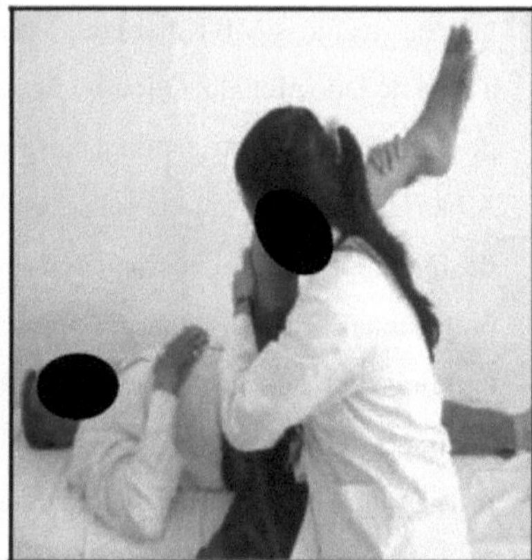

Figura 4.6 Aplicação do TEM: posição inicial
Figura 4.7 Aplicação do TEM: posição final

CAPÍTULO 10

10.0 RESULTADOS

ANÁLISE ESTATÍSTICA

As médias e o desvio-padrão (DP) foram calculados como medida de tendência central e medida de dispersão, respetivamente. A comparação da ADM de extensão ativa do joelho e da força do quadricípete dentro do grupo foi efectuada através do teste t emparelhado. A comparação entre grupos para a ADM de extensão ativa do joelho e a força do quadricípite foi analisada através do teste t não pareado. Todas as análises estatísticas foram efectuadas com recurso ao Microsoft Excel 2007.

ANÁLISE DE DADOS

1 . MÉDIA ARITMÉTICA

$$\overline{X} = \frac{\sum X}{N}$$

Onde, $\overline{X}$ - Aritmética

$\sum x$ = Soma da variável

N = -o número total de variáveis.

2 .DESVIO-PADRÃO (D.P.)

$$S.D = \sqrt{\frac{\sum (x - x)^2}{N}}$$

em que x - a pontuação individual.

$\overline{X}$ - a pontuação média.

N = o número total de pontuações.

3. Teste t-pareado

$$t = \frac{\sum d}{\sqrt{\frac{n\left(\sum d^2\right) - \left(\sum d\right)^2}{n-1}}}$$

Onde, d = diferença entre o valor anterior e o valor posterior do grupo

n= n° de doentes

4. Teste t não pareado.

$$t = \frac{\bar{X}_1 - \bar{X}_2}{S_{X_1 X_2} \cdot \sqrt{\frac{1}{n_1} + \frac{1}{n_2}}}$$

$$S_{X_1 X_2} = \sqrt{\frac{(n_1 - 1)S_{X_1}^2 + (n_2 - 1)S_{X_2}^2}{n_1 + n_2 - 2}}.$$

em que $S_{X_1 X_2}$ - desvio-padrão comum (DP) das duas amostras

Tabela 5.1: Distribuição da idade, altura e peso do Grupo A:

	AGE (years)	HEIGHT (cm)	WEIGHT (kg)
MEAN	53.03	156.72	69.92
SD	5.88	5.53	8.92

Interpretação:

A tabela acima mostra a média e o DP da idade (em anos), que foi de 53,03± 5,88, da altura (em cm) 156,72± 5,53 e do peso (em kg) 69,92 ± 8,92.

Tabela 5.2: Distribuição da idade, altura e peso do Grupo B:

	AGE (years)	HEIGHT (cm)	WEIGHT (kg)
MEAN	50.96	156.61	69.05
SD	6.30	5.50	8.95

Interpretação:

A tabela acima mostra a média e o DP da idade (em anos), que foi de 50,96±6,30, da altura (em cm) 156,61±5,50 e do peso (em kg) 69,05 ± 8,95.

Tabela 5.3: Distribuição por género de todos os participantes

Gender	Group A	Group B	TOTAL
Male	24	22	46 (38.33%)
Female	36	38	74 (61.67%)

Interpretação:

A tabela acima mostra a classificação do género dos doentes no grupo A (grupo MET) com 24 homens e 36 mulheres, no grupo B (grupo de controlo) com 22 homens e 38 mulheres, pelo que, no total, participaram no estudo 46 homens (38,33%) e 74 mulheres (61,67%).

Gráfico 5.1: Distribuição por género de todos os participantes.

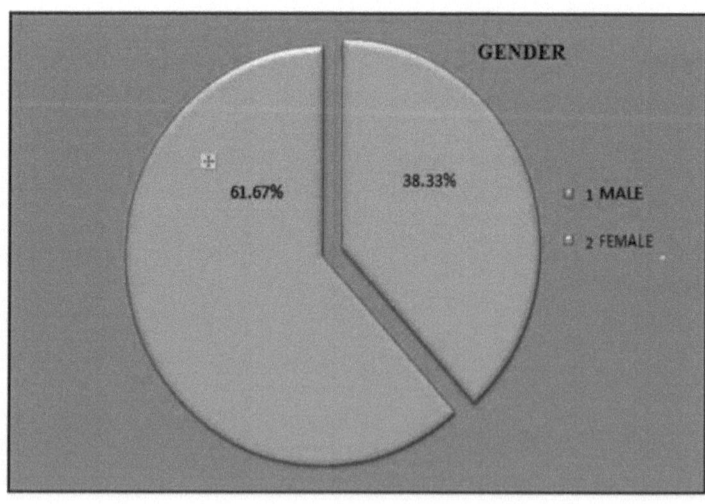

Tabela 5.4: Mostra a diferença pré-pós na ADM após o tratamento para o Grupo A:

Variant	Group A (mean ± SD)		t value	P value	Result
	Pre	Post			
ROM (in degrees)	117.33 ±8.61	147.50 ±15.03	17.60	<0.05	HS

Em que, HS = Altamente significativo

Interpretação:

A tabela acima mostra a comparação intragrupo da ADM, onde a ADM pré (em graus) foi 117,33 ± 8,61 e a ADM pós foi 147,50 ± 15,03. O teste t pareado foi usado para comparação intragrupo, onde o valor t foi encontrado 17,60, o que é altamente significativo em P < 0,05.

Tabela 5.5: Mostra a diferença pré-pós na ADM após o tratamento para o Grupo B:

Variant	Group B (mean ± SD)		t value	P value	Result
	Pre	Post			
ROM (in degrees)	113.83 ± 9.22	116.16 ± 8.94	4.99	<0.05	S

Onde, S = Significativo

Interpretação:

A tabela acima mostra a comparação intragrupo da ADM, em que a ADM anterior (em graus) era de 113,83 ± 9,22 e a ADM posterior era de 116,16 ± 8,94. Foi utilizado o teste t emparelhado para a comparação intragrupo, tendo o valor t sido de 4,99, o que é significativo a P<0,05.

Gráfico 5.2: Mostra a comparação da ADM entre o Grupo A e o Grupo B:

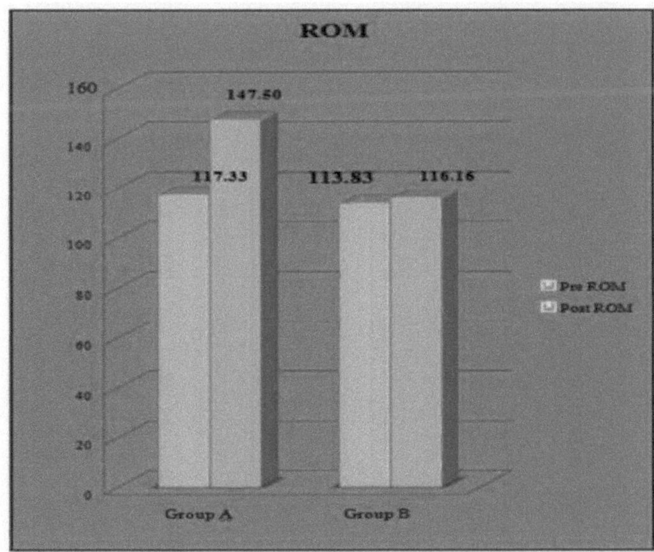

Tabela 5.6: Mostra a diferença pré-pós na força após o tratamento para o Grupo A:

Variant	Group A (mean ± SD)		t value	P value	Result
	Pre	Post			
Strength (kg)	1.89 ± 0.64	2.68 ± 0.65	11.90	<0.05	HS

Em que, HS = altamente significativo

Interpretação:

A tabela acima mostra a comparação intra-grupo da força, onde a força pré (em kg) foi de 1,89 ± 0,64 e a força pós foi de 2,68 ± 0,65. O teste t emparelhado foi utilizado para a comparação intra-grupo, onde o valor t foi encontrado 11,90, o que é altamente significativo em P<0,05.

Tabela 5.7 Mostra a diferença de força após o tratamento para o grupo B:

Variant	Group B (mean ± SD)		t value	P value	Result
	Pre	Post			
Strength (kg)	1.82 ± 0.64	2.00 ± 0.66	4.12	<0.05	S

Onde, S = significativo

Interpretação:

A tabela acima mostra a comparação intra-grupo da força, onde a força pré (em kg) foi de 1,82 ± 0,64 e a força pós foi de 2,00 ± 0,66. O teste t emparelhado foi utilizado para a comparação intra-grupo, onde o valor t foi encontrado 4,12, o que é significativo a P<0,05.

Gráfico 5.3: Mostra a comparação da força entre o Grupo A e o Grupo B:

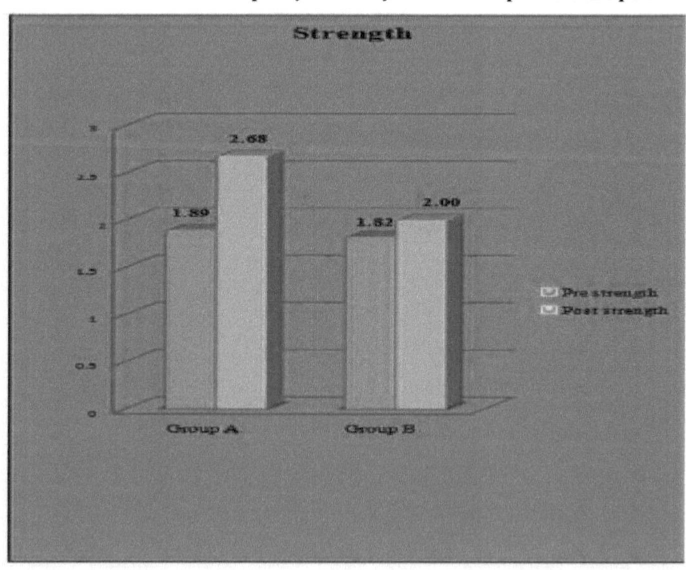

A Tabela 5.8 mostra a comparação intergrupos da ADM entre o Grupo A e o Grupo B:

	Group A difference of ROM (in degrees)	Group B difference of ROM (in degrees)	t value	P value	Result
Mean±SD	30.16 ±13.27	2.33 ±3.62	15.66	<0.05	HS

Em que HS= Altamente significativo

Interpretação:

A tabela acima mostra a comparação intergrupos da ADM (em graus) entre o Grupo A e o Grupo B, em que a diferença pré-pós da ADM do Grupo A foi de 30,16±13,27 e a do Grupo B foi de 2,33±3,62 O teste t não pareado foi utilizado para a comparação entre grupos, tendo sido encontrado um valor t de 15,66, o que é altamente significativo a P<0,05.

O gráfico 5.4 mostra a comparação da diferença média de ADM entre o Grupo A e o Grupo B:

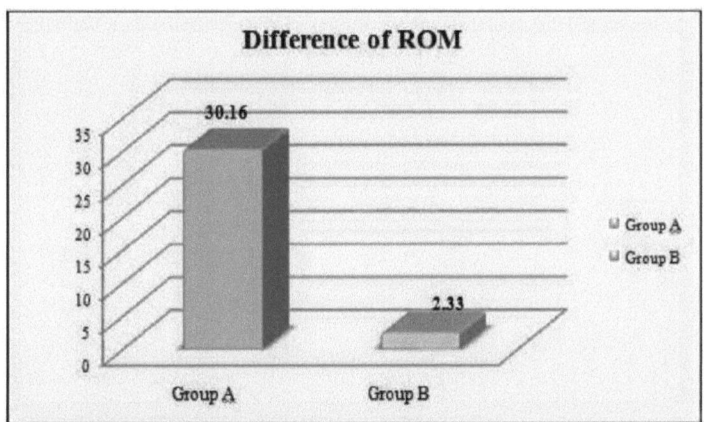

A Tabela 5.9 mostra a comparação intergrupos da Força entre o Grupo A e o Grupo B:

	Group A difference of strength(Kg)	Group B difference of strength(Kg)	t value	P value	Result
Mean±SD	0.79±0.51	0.18±0.34	7.60	<0.05	HS

Em que HS= Altamente significativo

Interpretação:

A tabela acima mostra a comparação intergrupos da força (kg) entre o Grupo A e o Grupo B, em que a diferença de força pré-pós do Grupo A foi de 0,79±0,51 e a do Grupo B foi de 0,18±0,34, tendo sido utilizado o teste t não pareado para a comparação entre grupos, em que o valor t foi de 7,60, o que é significativo a P<0,05.

O gráfico 5.5 mostra a comparação da força da coluna entre o Grupo A e o Grupo B:

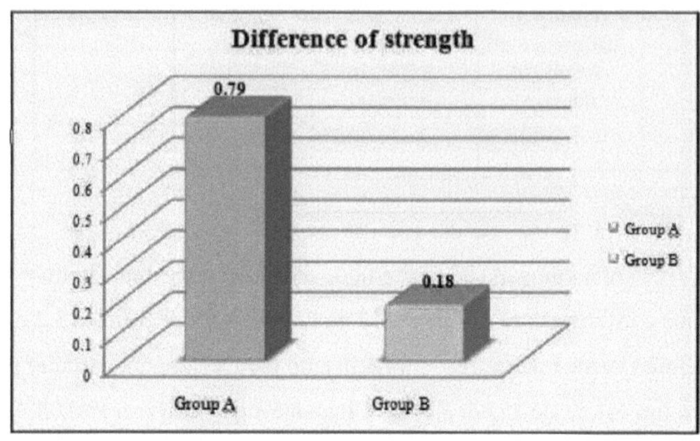

11.0 DEBATE

A revisão da literatura existente sobre o papel do MET na melhoria da flexibilidade dos isquiotibiais e da força do quadríceps revela uma melhoria significativa em comparação com o tratamento convencional (grupo de controlo). O presente estudo foi realizado para verificar a eficácia do MET na flexibilidade dos isquiotibiais e na força do quadríceps em doentes com OA do joelho. Para o efeito, foram realizados pré e pós-testes. Os isquiotibiais foram os músculos escolhidos, uma vez que é o músculo mais propenso a ser encurtado, enquanto o quadríceps é mais propenso a ser enfraquecido no joelho com OA e existem também métodos fiáveis e válidos bem documentados para testar a flexibilidade dos músculos isquiotibiais, como o teste de extensão ativa do joelho (AKE) e, para a força do quadríceps, o método mais autêntico de 1 RM por bota delorme.

No entanto, a comparação do valor pré e pós-teste do AKE e da força do quadricípite mostra uma melhoria significativa em ambos os grupos, mas entre eles o grupo MET mostrou uma técnica altamente significativa para melhorar o AKE e a força do quadricípite. E não se registou qualquer taxa de abandono, tendo todos os doentes completado a duração do estudo. Assim, a hipótese experimental "Existe um efeito significativo do MET na força muscular do quadricípite e na flexibilidade dos isquiotibiais em doentes com osteoartrite do joelho" foi aceite.

A falta de flexibilidade dos isquiotibiais e a fraqueza do quadríceps em doentes com OA do joelho são apoiadas por muitos investigadores: **Trudel e Uhthoff** comentaram que ocorrem alterações artrogénicas no joelho à medida que o período de imobilidade aumenta, o que leva ao desenvolvimento de uma contratura e à perda de extensão do joelho, podendo os músculos isquiotibiais, em particular, desempenhar um papel nesta limitação.[39] enquanto **Duncan A reid et al e Lisa C White et al,** também defendem que os doentes com OA do joelho têm um comprimento curto do músculo isquiotibial.[25,26] Por outro lado, **Michel J Berger et al. afirmaram** que a força do quadríceps, necessária durante a atividade da vida diária, é conseguida através de uma combinação de recrutamento de unidades motoras (UM). Durante o envelhecimento, as UM reduzem as taxas de disparo, pelo que não conseguem manter a mesma intensidade contrátil relativa em comparação com os indivíduos mais jovens, o que conduz à fraqueza.[22, 40] onde **Tibor et al. e Adegoke et al.,** também descobriram que o pico de binário isométrico dos quadríceps e dos isquiotibiais aumenta com a OA do joelho do que com os controlos da mesma idade.[30, 16] **Hall et al.** encontraram um resultado surpreendente: a força isométrica do quadríceps é 20% mais fraca nos doentes com OA do joelho do que no grupo de controlo com a mesma idade.[41]

Por isso, os doentes com OA do joelho têm de lidar com esses desafios, os tratamentos convencionais estão disponíveis para lidar com isso e, no resultado do presente estudo, o tratamento convencional mostrou uma melhoria significativa, mas quando foi comparado com o resultado do MET, isso alterou todo o quadro, uma vez que mostrou um resultado altamente significativo no protocolo de 3 semanas. Com apenas uma técnica, os doentes estão a obter dois benefícios que são o aumento da flexibilidade dos isquiotibiais e da força dos quadríceps. Assim, em apoio do MET, investigadores como **Wassim M. et al.** afirmaram, após a investigação e comparação da influência da Técnica de Energia Muscular (MET) e do Treino Excêntrico (ECC) na flexibilidade dos isquiotibiais, que se registaram melhorias mais significativas na flexibilidade dos isquiotibiais com o MET do que com o ECC em estudantes universitários normais.[24] onde **Ballantyne et al.** também observaram que a técnica de energia muscular produziu um aumento imediato da extensão passiva do joelho.[18]

Handel et al. identificaram aumentos significativos na flexibilidade dos isquiotibiais, juntamente com um aumento do binário passivo (aumento da força utilizada para esticar os isquiotibiais) após um programa de exercícios de contração-relaxamento.[42] e **Wallin et al.** também afirmaram que as técnicas de contração-relaxamento eram mais eficazes do que os alongamentos balísticos para melhorar a flexibilidade muscular, enquanto outros investigadores, no entanto, não referiram diferenças entre as duas técnicas.[43,44]

A componente mecânica da flexibilidade muscular durante o alongamento estático é mais bem compreendida do que os mecanismos de ação terapêutica do MET. A tensão de repouso nos músculos esqueléticos é absorvida principalmente pelas miofibrilas e, à medida que o músculo se estica, o limite da amplitude de movimento é atribuído aos elementos visco-elásticos dos tecidos conjuntivos.[46] A visco-elasticidade refere-se à resposta de um tecido à carga, uma propriedade de componentes elásticas e viscosas. O componente elástico é a capacidade do tecido de voltar à sua forma anterior após a deformação. A componente viscosa está relacionada com a parte fluida do músculo, que se desvia em resposta a forças mecânicas. Quando as estruturas visco-elásticas são mantidas a uma extensão constante, a tensão ou força do material diminui gradualmente. Em experiências humanas, a visco-elasticidade parece ser mais difícil de demonstrar. Embora alguns estudos tenham concluído que o relaxamento da tensão visco-elástica é evidente no músculo esquelético humano.

Magnusson et al. e **Halbertsma et al.** demonstraram que o aumento da extensibilidade muscular foi atribuído à utilização de um binário mais elevado. Teria sido evidente uma alteração visco-elástica se o aumento do comprimento do músculo tivesse sido conseguido utilizando um binário constante (força de estiramento). A alteração da flexibilidade após o alongamento só pode ser atribuída a um aumento da tolerância ao alongamento (o sujeito pode tolerar mais força aplicada ao músculo), porque o aumento da flexibilidade muscular só resultou quando o binário aumentou. Para além da flexibilidade do próprio tecido miofascial, outras estruturas estão envolvidas na resistência de um músculo ao alongamento.

Quando se mede a amplitude de movimento de uma articulação, as estruturas que rodeiam a própria articulação - cápsulas articulares, ligamentos e estruturas físicas da articulação óssea - oferecem resistência à amplitude de movimento global de uma determinada articulação. Para além disso, a pele e o tecido conjuntivo subcutâneo podem também desempenhar um papel importante na restrição **do movimento de uma articulação.**[53,54] **Johns** e **Wright demonstraram** que o binário passivo necessário para mover uma articulação é contribuído pela cápsula articular (47%), tendão (10%), músculo (41%) e pele (2%).[55]

Alguns autores especularam sobre os mecanismos neurológicos que podem produzir o aumento da amplitude de movimento de uma articulação após o MET; no entanto, há pouca pesquisa para fundamentar essas teorias. **Kuchera** atribuiu a eficácia do MET ao reflexo inibitório do tendão de Golgi. Acredita-se que este reflexo é ativado durante a contração isométrica dos músculos, o que supostamente produz um estiramento nos órgãos do tendão de Golgi e um relaxamento reflexo do músculo. No entanto, esta teoria é pouco apoiada pela investigação. Vários estudos demonstraram que o estiramento passivo não influencia a atividade eléctrica do músculo isquiotibial (utilizando EMG).[57] demonstrando que a contração muscular de baixo nível não limita a flexibilidade muscular, contestando a proposta de um mecanismo neurológico. Foi sugerido que uma alteração viscoelástica no músculo é responsável pelo aumento da flexibilidade muscular após o MET, mas esta teoria continua largamente por testar. O alongamento dos elementos do tecido conjuntivo quando o músculo se contrai isometricamente a partir de uma posição alongada tem sido proposto como outra explicação para o aumento da amplitude de movimento observado, e explica a maior flexibilidade alcançada com exercícios de contração-relaxamento quando comparados com o alongamento estático. O aumento da tolerância ao alongamento, que foi demonstrado após o alongamento estático passivo dos músculos isquiotibiais, também pode desempenhar um papel no aparente aumento da flexibilidade dos músculos após o MET.[18]

Handel et al. sugerem que um aumento da tolerância ao alongamento é um possível mecanismo subjacente ao aumento da ADM observado no seu estudo após o programa de exercícios de contração-relaxamento. Os mecanismos subjacentes à melhoria da flexibilidade muscular após alongamentos estáticos, alongamentos de contração-relaxamento ou MET permanecem obscuros e podem resultar de alterações biomecânicas ou neurofisiológicas, ou de um aumento da tolerância ao alongamento.[43]

Chaggar rupinder singh et al. afirmaram que a aplicação da técnica de energia muscular de relaxamento pós-isométrico proporciona um efeito de fortalecimento do músculo quadricípite em estudantes universitários.[32] No presente estudo, os resultados também mostraram que a força do quadríceps aumentou após a contração isométrica. O exercício isométrico é uma forma estática de exercício em que um músculo se contrai e produz força sem uma alteração apreciável no comprimento do músculo e sem movimento articular visível. Com base nas primeiras investigações, foi relatado que os ganhos de força isométrica de 5% por semana ocorriam quando indivíduos saudáveis realizavam uma única contração isométrica quase máxima todos os dias. A estabilidade dinâmica das articulações é conseguida através da ativação e manutenção de um baixo nível de cocontracção, ou seja, a contração isométrica simultânea dos músculos antagonistas que rodeiam as articulações. Tendo em conta estes exemplos do presente estudo, não há dúvida de que os exercícios isométricos e de alongamento são uma parte importante do programa de reabilitação destinado a melhorar as capacidades funcionais.[5]

Assim, na técnica de contração agonista e relaxamento, a contração isométrica do músculo quadricípite leva ao seu fortalecimento. O aumento da flexibilidade dos isquiotibiais **melhorará a qualidade de vida do paciente**, aumentando a capacidade funcional e o nível de atividade física em pacientes com osteoartrite do joelho.

CAPÍTULO 12

12.0 LIMITAÇÕES DO ESTUDO

- o   Proporção desigual de homens e mulheres na população estudada.
- o   Os graus de osteoartrite não são os mesmos para a população do estudo.
- o   Não é possível medir exatamente 20% da força do doente durante a aplicação do MET.
- o   Grupo etário limitado.
- o   Não foram registados resultados como a capacidade funcional e a dor.
- o   A duração do sofrimento da artrite não foi tida em conta.

OUTRAS RECOMENDAÇÕES:

- o   Verificar a eficácia do MET no equilíbrio em doentes com osteoartrite do joelho.
- o   Verificar a eficácia do MET na capacidade funcional e na dor em doentes com osteoartrite do joelho.
- o   Verificar a eficácia do MET em doentes com osteoartrite da anca.

CAPÍTULO 13

13.0 IMPLICAÇÕES CLÍNICAS

O resultado do presente estudo mostra uma melhoria significativa da flexibilidade dos isquiotibiais através da aplicação do MET em doentes com osteoartrite da articulação do joelho. A técnica utilizada no estudo conduz a uma contração isométrica do quadricípite, que também mostrou melhorias a um determinado nível, quando comparada com o tratamento tradicional

Anteriormente, o MET era amplamente utilizado para melhorar a flexibilidade dos isquiotibiais em atletas e indivíduos normais, mas o presente estudo abriu uma nova área para a aplicação do MET em doentes com osteoartrite do joelho. O MET é seguro e benéfico para os doentes com osteoartrite para melhorar a flexibilidade dos isquiotibiais e a força do quadríceps.

Com a aplicação de uma única técnica de MET durante 3 semanas, verificou-se uma melhoria significativa da flexibilidade dos isquiotibiais e da força dos quadríceps. Assim, será menos demorado com um resultado surpreendente. O MET pode ser incorporado no tratamento de doentes com osteoartrite, para além do tratamento convencional, para melhorar a sua qualidade de vida através do aumento da flexibilidade dos isquiotibiais.

CAPÍTULO 14

14.0 CONCLUSÃO

O resultado do presente estudo mostrou que os indivíduos pertencentes ao grupo MET conseguiram aumentar a flexibilidade dos isquiotibiais e a força do quadríceps em comparação com o grupo de controlo. Concluiu-se, assim, que a técnica da energia muscular foi eficaz para melhorar a flexibilidade dos músculos isquiotibiais e a força muscular. Esta técnica era muito simples e fácil de aplicar em doentes com OA do joelho, que sofrem de falta de flexibilidade. Assim, pode ser recomendada a sua inclusão no regime de tratamento da OA.

CAPÍTULO 15

15.0 RESUMO

Nos doentes com OA do joelho, a dor é mais intensa, a fraqueza dos quadricípites e a falta de flexibilidade dos isquiotibiais são mais frequentes do que nas populações saudáveis com a mesma idade. Para além disso, podem estar presentes crepitação ao movimentar a articulação, articulação de aspeto irregular e alargado devido à formação de osteófitos periféricos e rigidez. O presente estudo foi realizado para determinar a eficácia do MET na força do quadricípete e na flexibilidade dos isquiotibiais na osteoartrite do joelho. Foram seleccionados 120 doentes, que foram distribuídos aleatoriamente por dois grupos: o grupo A e o grupo B. O grupo A é o grupo experimental e o grupo B é o grupo de controlo. Para medir a flexibilidade dos isquiotibiais, foi utilizado o teste de extensão ativa do joelho. Para verificar a força do quadríceps, foi utilizada a bota Delorme.

A duração do estudo foi de 3 semanas de protocolo durante 5 dias por semana. O Grupo A recebeu MET e tratamento convencional e o Grupo B recebeu apenas tratamento convencional. Após o tratamento, foram novamente medidos a extensão ativa do joelho e a força do quadríceps. A análise estatística foi efectuada utilizando o teste t emparelhado para a análise dentro do grupo e o teste t não emparelhado para a análise entre grupos.

O presente estudo permitiu tirar as seguintes conclusões

1) O MET é eficaz para melhorar a flexibilidade dos isquiotibiais e a força do quadríceps do que o tratamento convencional.

2) Como a melhoria da flexibilidade dos isquiotibiais e da força do quadríceps com a aplicação do MET em 3 semanas, o MET pode ser fortemente recomendado para ser incluído no regime tradicional de joelho com OA.

CAPÍTULO 16

16.0 BIBLIOGRAFIA

1 . Harsh Mohan (2005), textbook of pathology fifth edition. Jaypee brothers medical publishers (P) ltd.

2 . Deborah Symmons. Fardo global da osteoartrite no ano 2000, unidade de epidemiologia da ARC universidade de manchaster, reino unido

3 . W.F.H Peter et al. Fisioterapia na osteoartrite da anca e do joelho: desenvolvimento de um guia de prática relativo à avaliação inicial, tratamento e avaliação. ORGAD oficial OA sociedade Portuguesa de reumatologia 2011; 36; 268-281.

4 . Marlene Franken, Lisa Bridgett. A epidemiologia da osteoartrite na Ásia, , International journal of rheumatic disease 2011;14:113-121

5 . Carolyn kisner (2007) Therapeutic exercise fifth edition. Jaypee brothers medical publishers (P) ltd.

6 . Susan o'sullivan (2007), physical rehabilitation fifth edition. Jaypee brothers medical publishers (P) ltd.

7 . A Mahajan, S Verma, V Tandon. Osteoartrite:, JAPI, vol 53, julho de 2005

8 . Kenneth D. Brandt. Defining osteoarthritis: what it is and what it is not, The journal of musculoskeletal medicine. 2010; 9:27

9 . J. Maheshwari. Ortopedia essencial. Terceira edição. Nova Deli: Editora Mehta; 2005

10 David A Rice.Mechanism of quadriceps muscle weakness in knee joint osteoarthritis: the effects of prolonged vibration on torque and muscle activation in osteoarthritis and healthy control subjects, arthritis and research therapy, 2011;13:151

11 Michael D. Lewek, et al. Fraqueza muscular do quadríceps femoral e falha de ativação em doentes com osteoartrite sintomática do joelho, ,J Ortho Res.2004;22(1): 110-115

12 Mohd. Waseem, Shibili Nuhmani. Eficácia da técnica de energia muscular na flexibilidade do músculo isquiotibial em homens universitários indianos normais, Calicut medical journal 2009;7.

13 Dieppe, P. Osteoarthritis: time to shift the paradigm.British Medical Journal, 1999; 318, 1299-1300.

14 Kim L Bennell, et al. Comparação de exercícios de fortalecimento neuromuscular e do quadríceps no tratamento de joelhos desalinhados em varo com osteoartrite medial do joelho: um protocolo de ensaio controlado aleatório. BMC Musculoskeletal Disorders

2011, 12:27.

15 . Histologia da cartilagem da osteoartrite: classificação e estadiamento: International cartilage repair and society, Sociedade Internacional de Investigação da Osteoartrite, 2005

16 . Adegoke B.O.A, Mordi E.L, et al. Rácio de força isotónica do quadríceps e isquiotibiais de pacientes com osteoartrite do joelho e controlos aparentemente saudáveis. African journal of biomechanical Research, 2007;10:211-216

17 . Deyle, G., Allison, S., Matekel, R., Ryder, M., Stang, J., Gohdes, D., et al. Tratamento fisioterapêutico para a osteoartrite do joelho: uma comparação aleatória de exercícios clínicos supervisionados e procedimentos de terapia manual versus um programa de exercícios em casa Physical Therapy, 2005: 85:1301-1317.

18 . Ballantyne F, Fryer G, et al. O efeito da técnica de energia muscular na extensibilidade dos isquiotibiais: O mecanismo da flexibilidade alterada. Journal of Osteopathic Medicine, 2003;6(2):59-63

19 . Grubb ER, Muscle energy, universidade de Kentucky, em 690,2010

20 Chaitow L. Técnicas de Energia Muscular. 3ª ed. Philadelphia: Churchill Livingstone Elsevier 2001.

21 . Dong-il Seo, et al. Reliability of the one-repetition maximum test based on muscle group and gender, Journal of Sports Science and Medicine 2012; 11: 221-225.

22 . Michel J Berger, et al. Propriedades da unidade motora do músculo vasto medial na osteoartrite do joelho, desordem músculo-esquelética 2011,12:199

23 . Cheraladhan E. Sambandham, et al. Efeito imediato da técnica de energia muscular e do *treino excêntrico na tensão dos isquiotibiais de mulheres voluntárias saudáveis - um estudo comparativo*, International Journal of Current Research September 2011:3(9).

24 . Mohd Wassim,Shibili Nuhamni, C S Ram, Sérvio, et al. *Um estudo comparativo do impacto da técnica de energia muscular e do treino excêntrico no ângulo popletial: Hamstring flexibility in India collegiate males,* journal of soprts science,2010,4(1):41-46

25 . Duncan A. Reid. *Efeitos de um alongamento agudo dos isquiotibiais em pessoas com e sem osteoartrite do joelho*, Centro de Investigação em Saúde e Reabilitação, Universidade de Tecnologia de Auckland, 2009

26 . Lisa C White, Philippa Dolphin. *Hamstring length in patellofemoral pain syndrome,* Physiotherapy research international 2008;13: 207-208

27 . Anita Emrani. *Força isocinética e estado funcional na osteoartrite do joelho,* Journal of

Physical Therapies Science, 2006;18:107-114

28 . Michael Kostidis,et al. *A comparison of the effect of muscle energy technique (Greenman method) and passive stretching on hamstrings extensibility* -; victoria university; 2005.

29 C.M. Norris, et al. Inter-tester reliability of a self-monitored active knee extension *test* Journal of Bodywork and Movement Therapies, 2005; 9:256-259.

30 Tibor Hortobagyi, Lenna Westerkamp. *Alteração do equilíbrio dos músculos isquiotibiais e quadríceps em pacientes com osteoartrite do joelho:*,2004

31 Rakos, Diane. *Interrater Reliability of the Active Knee Extension Test for Hamstring Length in School- Aged Children, ,* 2001

32 Chaggar Rupindar. *O efeito da técnica de energia muscular na resistência do quadríceps, Singh,* British College of Osteopathic Medicine, 2001

33 . Sheila C O'Reily, Adrian Jones. *Fraqueza do quadríceps na osteoartrite do joelho: o efeito na dor e na incapacidade,* Ann Rheum Dis 1998; 57:588-594

34 Lucie Brosseau. *Intra- and Intertester Reliability and Criterion Validity of the Parallelogram and Universal Goniometers for Measuring Maximum Active Knee Flexion and Extension of Patients With Knee Restrictions,* Arch Phys Med Rehabil, March 2001:82

35 Charles slenda, et al.*Quadriceps weakness and osteoarthritis of the knee,* Annals of internal medicine, 1997:127

36 Wendy Rheault. *Intertester Reliability and Concurrent Validity of Fluid-based and Universal Goniometers for Active Knee Flexion,* PHYS THER. 1988; 68:16761678.

37 . Thomas Mohr, Barbara Carlson, Cathy Sulentic e Richard Landry. Comparison *of Isometric Exercise and High Galvanic Stimulation on Quadriceps Femoris Muscle Strength* Vol PHYS THER. 1985; 65:606-609.

38 S.Brent Brotzman, 2003, *Clinical Orthopedic Rehabilitation, segunda edição,* editora Mosby Inc.

39 Trudel, G., & Uhthoff, H, *Contractures secondary to immobilization: is the restriction articular or muscular? Um estudo experimental longitudinal no joelho do rato.* Archives of Physical Medicine and Rehabilitation, 2000, 81(1), 6-13.

40 G.K Fitzgerald, et al.*Therapeutic exercise for knee osteoarthritis: considering factors that may influence outcome,* EUR MEDICOPHYS 2005; 41:163-71.

41 Hall KD. Hayes KW. Falconer J. *Declínio diferencial da força em doentes com*

osteoartrite do joelho - revisão de uma hipótese. Arthritis Care Res 1993, 6:89-96

43 Handel M, Horstmann T, Dickhuth HH, Gulch RW. *Efeitos do treino de alongamento contrato-relaxamento no desempenho muscular em atletas.* Jornal Europeu de Fisiologia Aplicada. 1997; 76:400-408

44 Wallin D, Ekblom B, Grahn R, Nordenborg T. Melhoria da flexibilidade muscular. Uma comparação entre duas técnicas. American Journal of Sports Medicine. 1985; 13(4): 263-8

45 Gribble PA, Guskiewicz KM, Prenctice WE, Shields EW. Effects of static and hold- relax stretching on hamstring range of motion using the Flexibility. Journal of Sport Rehabilitation. 1999; 8:195-208

46 McHugh MP, Magnusson SP, Gleim GW, Nicholas JA. Viscoelastic stress relaxation in human skeletal muscle (relaxamento da tensão viscoelástica no músculo esquelético humano). Medicine and Science in Sports and Exercise. 1992; 24(12): 1375-1382

47 . Magnusson SP, Simonsen EB, Dyhre-Poulsen P, Aagaard P, Mohr T, Kjaer M.Viscoelastic stress relaxation during static stretch in human skeletal muscle in the absence of EMG activity. Scandinavian Journal of Medicine and Science in Sports. 1996: 6; 323-328

48 . Magnusson SP, Simonsen EB, Aagaard P, Gleim GW, McHugh MP, Kjaer M. Resposta viscoelástica ao alongamento estático repetido no músculo isquiotibial humano. Scandinavian Journal of Medicine and Science in Sports. 1995: 5; 342-347

49 Magnusson SP, Simonsen EB, Aagaard P, Sorensen H, Kjaer M. A mechanism for altered flexibility in human skeletal muscle. Journal of Physiology. 1996; 497.1: 291-298

50 Halbertsma JP, Mulder I, Goeken LN, Eisma WH. Repeated Passive Stretching: Acute Effect on the Passive Muscle Moment and Extensibility of Short Hamstrings (Alongamento Passivo Repetido: Efeito Agudo no Momento Muscular Passivo e Extensibilidade dos Isquiotibiais Curtos). Arquivos de Medicina Física e Reabilitação. 1999; abril 80: 407-413

51 Halbertsma JP, Van Bolhuis AI, Goeken LN. Alongamento desportivo: efeito sobre a rigidez muscular passiva em isquiotibiais curtos. Arquivos de Medicina Física e Reabilitação. 1996; julho 77: 688-692

52 Shellock FG, Prentice WE. Warming-Up and Stretching for Improved Physical Performance and Prevention of Sports-Related Injuries (Aquecimento e alongamento para

melhorar o desempenho físico e prevenir lesões relacionadas com o desporto). Sports Medicine. 1985: 2(4); 267-278

53 Gajdosik RL. Effects of Static Stretching on the Maximal Length and Resistance to Passive Stretch of Short Hamstring Muscles (Efeitos do alongamento estático no comprimento máximo e na resistência ao alongamento passivo dos músculos isquiotibiais curtos). Journal of Sports Physical Therapy. 1991; 14(6): 250-255

54 Johns RJ, Wright V. Relative importance of various tissues in joint stiffness (Importância relativa de vários tecidos na rigidez articular). Journal of Applied Physiology. 1962; 17: 824-828

55 Kuchera WA, Kuchera ML. Princípios Osteopáticos na Prática. 2nd Ed revisto. Kirksville, Missouri: KCOM Press; 1992

56 Hutton RS. Bases Neuromusculares dos Exercícios de Alongamento. In:Komi PV. Força e potência no desporto. Reino Unido: Blackwell Sciences Ltd; 1992; 29-38

57 Klinge D, Magnusson SP, Simonsen EB, Aagaard P, Klausen K, Kjaer M. The effect of strength and flexibility training on skeletal muscle electromyographic activity, stiffness, and viscoelastic stress relaxation response. The American Journal of Sports Medicine. 1997; 25(5): 710-716.

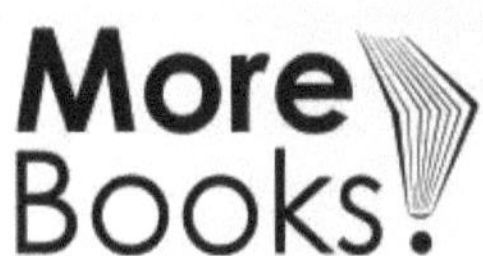

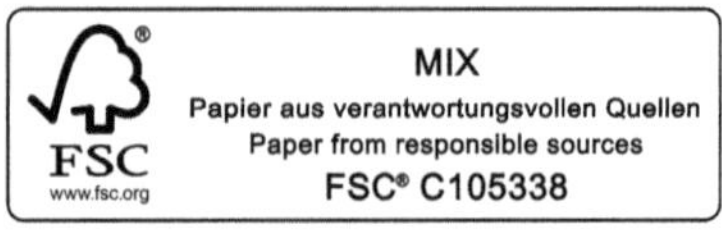

Printed by Books on Demand GmbH, Norderstedt / Germany